Docteur M. LAFFONT

Externe des Hôpitaux

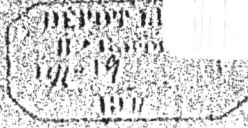

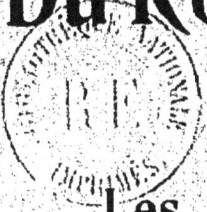

Du Rôle du Médecin

DANS

Les Accidents du Travail

La justice est un cri du cœur.
(SULLY-PRUDHOMME).

La justice est la charité du sage.
(LEIBNITZ).

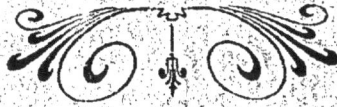

TOULOUSE

Ch. DIRION, LIBRAIRE-ÉDITEUR

22, rue de Metz et rue des Marchands, 33

1911

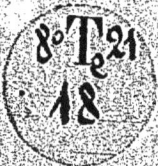

Docteur **M. LAFFONT**

Externe des Hôpitaux

Du Rôle du Médecin

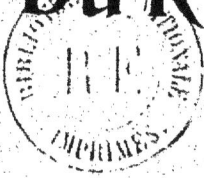

DANS

Les Accidents du Travail

La justice est un cri du cœur.
(SULLY-PRUDHOMME).

La justice est la charité du sage.
(LEIBNITZ).

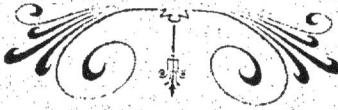

TOULOUSE

Ch. DIRION, LIBRAIRE-ÉDITEUR

22, rue de Metz et rue des Marchands, 33

1911

INTRODUCTION

———

La loi du 9 avril 1898, concernant les responsabilités des accidents dont les ouvriers sont victimes
dans leur travail, modifiée par les lois du 22 mars
1902 et du 31 mars 1905, a eu, dans le monde médical, une répercussion profonde. La législation sur le
travail, en se développant chaque jour, fait de plus
en plus une large place au médecin. « L'importance
de son rôle est si grande que le médecin doit connaître nécessairement, dans ses grandes lignes, la législation de la matière. » (E.-H. Perreau.) Il doit aussi
connaître cette pathologie spéciale qui est née avec le
développement des moyens industriels et agricoles :
traiter extemporanément les divers accidents ; pré-
voir les complications, l'évolution ; être renseigné
sur l'état antérieur de l'accidenté. Nous avons voulu
exposer sommairement dans les Préliminaires et le
Chapitre premier le rôle du médecin tel qu'il ressort
de divers articles de la loi, et tel qu'il doit être vis-à-
vis du blessé. Dans le chapitre II, nous avons indiqué
les principales règles pour la rédaction des certificats dits de premier constat, et des certificats capaci-

laires. A côté des indications juridiques, il est pour le médecin des devoirs moraux auxquels il ne saurait se soustraire lorsqu'il établit ces certificats. Si le sinistré réclame au sujet de l'indemnité qui lui est accordée, au sujet du degré d'incapacité qui lui est attribué, le médecin peut être commis par la justice pour donner son avis dans un certificat. De ce rôle nous avons tracé les grandes lignes dans le chapitre III; en nous appuyant sur les conclusions nées des discussions au VIII° Congrès sur les Assurances qui s'est tenu à Rome en mai 1909. Le médecin expert doit rechercher toujours la vérité pour éclairer la justice, observer les règles de la correction confraternelle, faire preuve de tact vis-à-vis de ses confrères qui ont fourni les premières pièces de constat ou autres dans l'affaire en litige. Nous avons parlé brièvement des complications qui surviennent à la suite des accidents du travail, et de ce que peut le médecin pour les prévenir, pour les atténuer ou pour les guérir (chapitre IV) : ce serait là une grosse part de la pathologie et de la thérapeutique, et nous avons évité de sortir d'un cadre très général. Dans le chapitre V, nous avons consacré quelques pages à la simulation. Il est parfois délicat de faire la part entre la simulation, l'exagération consciente ou inconsciente de la victime d'un accident du travail : et nous avons voulu rappeler que le médecin expert ne doit pas oublier l'état mental de certains accidentés, connu aujourd'hui sous le nom de « sinistrose ». Les névroses post-traumatiques sont assez fréquentes, parfois simulées, parfois confondues avec cette psychose spéciale aux accidents du travail et que Brissaud a appelée la sinistrose. Nous pensons utile d'attirer l'attention sur ce fait que la simulation complète était rare relativement, mais que l'exagération était par contre assez fréquente ; et que la sinistrose, sorte d'exagération dans une idée fixe, était un trouble psychique assez commun aujourd'hui. Selon nous, souvent, le médecin, instruit dans la psychiâtrie, peut éviter au blessé la chute, si nous pouvons dire, dans cette psychose et arriver ainsi à une rapide « consolidation de la blessure » et à prévenir un procès.

Nous regrettons vivement de n'avoir pu plus longtemps travailler ce sujet qui nous a passionné. M. le Professeur Morel disait un jour, dans son cours, qu'il serait bon que les Inspecteurs du travail fussent des médecins. Nous nous étions intéressé à cette idée, et occupé des questions ayant trait à l'industrie. Aussi fûmes-nous très heureux lorsque M. le Professeur Mossé nous *parla* d'un sujet de thèse sur le rôle du médecin dans les accidents du travail. Aussitôt nous consultâmes bien des ouvrages qui se rapportaient à ce sujet. Malheureusement, l'incendie de la bibliothèque de la Faculté de Toulouse et la date toute proche d'un concours nous empêchèrent de compléter notre documentation et de poursuivre cette étude. Toutefois, nous espérons avoir mis au point le rôle du médecin dans les accidents du travail, et ne croyons mériter d'autre reproche que celui d'avoir été forcément un peu succint.

PRÉLIMINAIRES

Le Médecin et la Loi du 9 Avril 1898 concernant les responsabilités des accidents dont les ouvriers sont victimes dans leur travail.

(Modifiée par les lois du 22 Mars 1902 et du 31 Mars 1905.)

« Les mœurs ont fait les législations. Or, que sont les mœurs d'un groupe social, d'une nation même, sinon la résultante des facteurs biologiques qui agissent sur ce groupe, sur cette nation ? Par facteurs biologiques, nous entendons évidemment toutes les influences de situation géographique, climats, races, époques, culture intellectuelle, etc., circonstances politiques ou autres, de nature à imposer leurs conditions au groupe social.

« Les lois, ne pouvant être que la codification des mœurs, ne sont plus dès lors qu'une conséquence des facteurs biologiques.

« L'étude des facteurs biologiques est évidemment fort complexe ; on peut la poursuivre en partant de points de vue divers, en s'appuyant de recherches an-

térieures variables. Nous estimons que la meilleure
voie pour atteindre ce but est peut-être d'envisager la
biologie générale, avec son application spéciale au
milieu de l'espèce humaine. Or, actuellement, c'est
incontestablement l'étude de la médecine qui nous
fait connaître, de la façon la plus complète, les principes de la biologie humaine.

« Nous ne voulons pas prétendre que, seuls, les médecins sont aptes à apprécier les lois, ni même qu'ils y
sont plus aptes que beaucoup. Non, une telle proposition serait démontrée fausse par les faits ; mais je crois
cependant que, nous médecins, nous pouvons mieux apprécier beaucoup de sujets juridiques que certains autres ; qu'en tous cas, les législateurs, avant de se prétendre dignes de conduire les sociétés, se prépareraient
utilement à leur rôle en connaissant à fond les lois
de la biologie humaine, en étudiant les facteurs qui
modifient les évolutions matérielles et psychologiques
chez les hommes, dont la réunion constitue les grou-
pements, peuples et nations. »

« Gardons-nous avec soin de toute exagération. Les
futurs juristes n'ont pas besoin de faire des études
médicales complètes, et, d'autre part, les médecins ne
sauraient avoir la prétention de s'ériger en législateurs : ne confondons pas non plus médecine avec
biologie, car la médecine n'en est qu'une application
à un but spécial. N'oublions pas cependant que, dans
un pays voisin, en Allemagne, on a pensé que l'étude
de la psychologie biologique constituait une prépara-
tion indispensable à ceux qui veulent être des « con-

ducteurs de peuple ». Puissance essentiellement militaire, l'Allemagne prélude au cours de son Académie
de guerre, berceau de ses futurs généraux, par une
étude très sérieuse des conditions psycho-biologiques
des hommes et de leur groupement sous forme d'armée. »

G. Morache, qui a écrit ces lignes dans les *Annales
d'Hygiène publique et de Médecine légale*, pense donc
que le médecin est qualifié pour expertiser en matière d'accidents du travail. Le médecin est ou peut
être, de par la loi, médecin traitant, chargé de fournir
un certificat, expert, tiers expert ou « superarbitre »
Et au médecin seul peuvent être dévolues ces fonctions, à lui seul incombent ces devoirs. Toujours il
doit rester en accord complet avec la loi, interprétée
avec l'intelligence des faits à lui soumis. Nous verrons, dans les chapitres suivants, comment il peut
suivre l'ordre légal et les exigences de la clinique. Toutefois, nous reproduisons ici les articles de la « loi du
9 avril 1898 concernant les responsabilités des accidents dont les ouvriers sont victimes dans leur travail,
modifiée par les lois du 22 mars 1902 et du 31 mars
1905 », qui se rapportent au rôle du médecin dans ces
accidents. Volontairement, nous omettons de la loi tout
ce qui n'intéresse pas ce rôle directement, aussi les articles qui indiquent la responsabilité du médecin et les
honoraires qui leur sont dus.

ARTICLE 4. — .... La victime peut
toujours faire choix elle-même de son médecin et de

son pharmacien ....

....

Au cours du traitement, le chef d'entreprise pourra désigner au juge de paix un médecin chargé de le renseigner sur l'état de la victime. Cette désignation, dûment visée par le juge de paix, donnera au dit médecin accès hebdomadaire auprès de la victime en présence du médecin traitant, prévenu deux jours à l'avance par lettre recommandée.

Faute par la victime de se prêter à cette visite, le paiement de l'indemnité journalière sera suspendu par décision du juge de paix, qui convoquera la victime par simple lettre recommandée.

Si le médecin certifie que la victime est en état de reprendre son travail et que celle-ci le conteste, le chef d'entreprise peut, lorsqu'il s'agit d'une incapacité temporaire, requérir du juge de paix une expertise médicale qui devra avoir lieu dans les cinq jours.

ARTICLE 11. — .... Dans les quatre jours qui suivent l'accident, si la victime n'a pas repris son travail, le chef d'entreprise doit déposer à la mairie, qui lui en délivre immédiatement récépissé, un certificat de médecin indiquant l'état de la victime, les suites probables de l'accident, et l'époque à laquelle il sera possible d'en connaître le résultat définitif.

....

ARTICLE 12. — Dans les vingt-quatre heures qui suivent le dépôt du certificat, ou au plus tard dans les cinq jours qui suivent la déclaration de l'accident, le maire transmet au juge de paix du canton où l'accident s'est produit la déclaration et soit le certificat médical, soit l'attestation qu'il n'a pas été produit de certificat.

Lorsque, d'après le certificat médical, produit en exécution du paragraphe précédent ou transmis ultérieurement par la victime à la justice de paix, la blessure paraît devoir entraîner la mort ou une incapacité permanente, absolue ou partielle de travail, ou lorsque la victime est décédée, le juge de paix, dans les vingt-quatre heures, procède à une enquête à l'effet de rechercher :

1º La cause, la nature et les circonstances de l'accident ;

2º Les personnes victimes et le lieu où elles se trouvent, le lieu et la date de leur naissance ;

3º La nature des lésions ;

4º Les ayants-droit pouvant, le cas échéant, prétendre à une indemnité, le lieu et la date de leur naissance ;

5º Le salaire quotidien ....
....

Article 13. — ....
Lorsque le certificat médical ne lui paraîtra pas suffisant, le juge de paix pourra désigner un médecin pour examiner le blessé.

Il peut aussi commettre un expert pour l'assister dans l'enquête ....

ARTICLE 15. — .... Les indemnités temporaires sont dues jusqu'au jour du décès ou jusqu'à la consolidation de la blessure, c'est-à-dire jusqu'au jour où la victime se trouve, soit complètement guérie, soit définitivement atteinte d'une incapacité permanente ; ......

Si l'une des parties soutient, avec un certificat médical à l'appui, que l'incapacité est permanente, le juge de paix doit se déclarer incompétent par une décision dont il transmet, dans les trois jours, expédition au président du Tribunal civil ....

ARTICLE 17. — .... Toutes les fois qu'une expertise médicale sera ordonnée, soit par le juge de paix, soit par le Tribunal ou par la Cour d'appel, l'expert ne pourra être le médecin qui a soigné le blessé, ni un médecin attaché à l'entreprise ou à la Société d'assurances à laquelle le chef d'entreprise est affilié.

ARTICLE 19. — La demande en revision de l'indemnité fondée sur une aggravation ou une atténuation de l'infirmité de la victime, ou son décès par suite des conséquences de l'accident, est ouverte pendant trois ans à compter, soit de la date à laquelle cesse d'être due l'indemnité journalière, s'il n'y a point eu attribution de rente, soit de l'accord intervenu entre les parties ou de la décision judiciaire passée en force de chose jugée, même si la pension a été remplacée par un capital en conformité de l'article 21.

....

Au cours des trois années pendant lesquelles peut s'exercer l'action en revision, le chef d'entreprise pourra désigner au président du Tribunal un médecin chargé de le renseigner sur l'état de la victime.

Cette désignation, dûment visée par le président, donnera au dit médecin accès trimestriel auprès de la victime. Faute par la victime de se prêter à cette visite, tout paiement d'arrérages sera suspendu par décision du président, qui convoquera la victime par simple lettre recommandée. . . . .

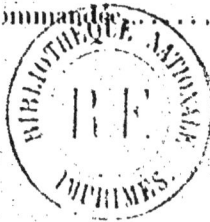

CHAPITRE PREMIER

L'accident du travail. — Le médecin : soins au blessé.

La forge, la mine, l'atelier sont autant de champs de bataille où des ouvriers peuvent être journellement blessés, contusionnés, brûlés, asphyxiés, et le médecin de compagnie, comme le médecin d'armée, peut, à tout moment se trouver en présence des cas les plus variés ou les plus graves.

La loi française ne définit point l'accident du travail ; elle indique seulement qu'elle s'applique aux sinistres survenus « par le fait ou à l'occasion du travail ». Plusieurs auteurs, MM. Marestaing, Rémy, Poëls, Thébault, Thoinot, Ollive et Le Meignen, Sachet, Moural et Berthiot ont écrit sur ce sujet d'intéressantes études. Avec E. Forgue et E. Jeanbrau, nous adoptons la définition de Thoinot, aujourd'hui classique : « Toute blessure externe, toute lésion chirurgicale, toute lésion médicale, tout trouble nerveux psychique (avec ou sans lésion corporelle concomittante) résultant de l'*action soudaine d'une violence extérieure intervenant pendant* *le travail ou à l'occasion du travail ;* et toute lésion interne déterminée par un effort violent, dans les mêmes circonstances. »

Nous ne discuterons pas ici sur la nécessité de faire rentrer dans le cadre des accidents du travail les diverses maladies professionnelles.

L'accident ainsi défini, le rôle du médecin au moment de l'accident est de :

« Sauver la vie du blessé et le conserver valide. »

Dès qu'un accident se sera produit, le médecin sera consulté, la loi en fait une obligation formelle au patron, la gravité de l'accident importe peu. (Titre II, art 11 de la loi.)

La loi laisse à l'ouvrier la liberté de s'adresser au médecin de son choix. Le patron ou la compagnie d'assurances ne peut donc imposer son médecin à la victime d'un accident du travail.

« Cette disposition, spéciale à la loi française, repose « sur un sentiment de louable humanité. Le blessé « garde sa « liberté de confiance » et peut réclamer les « soins de celui en qui il met ses plus grandes espéran- « ces de guérison. » (E. Forgue et E .Jeanbrau, *Guide* *du médecin dans les accidents du travail,* p. 8). La loi de 1905, modifiant celle de 1898, a précisé cette disposition en spécifiant à l'article 30 que toute personne ayant tenté de porter atteinte au droit de la victime de choisir son médecin est passible d'une amende.

Le médecin, appelé pour un accident, doit donner les premiers soins. Nous n'entrerons pas dans les détails des règles à suivre, variables avec les accidents. Mais il faut noter avec soin les circonstances de l'accident, en indiquant si c'est le blessé ou un témoin oculaire qui les a racontées, le siège exact de la lésion, ses dimensions, son degré, ses principaux caractères cliniques.

Pendant ce temps, on fait préparer ce qui est nécessaire pour le pansement ou l'opération jugée utile à pratiquer tout de suite. Si le blessé refuse une opération urgente, le médecin ne doit pas rester absolument passif. Il expliquera à l'ouvrier, en termes clairs et encourageants, l'utilité ou la nécessité d'une opération : il cherchera à le convaincre que c'est là sa seule chance de survie, ou de guérison prompte, ou de moindre infirmité. Le médecin agira donc ici en conseiller et en ami. Si le malade persiste dans un refus injustifié, il faut que le médecin expose dans son certificat les soins qu'il a été réduit à donner et les raisons pour lesquelles il n'est pas intervenu. Le blessé qui aura été persuadé de l'excellence des raisons auxquelles le médecin aura eu recours aura plus de chances de voir l'intervention réussir si elle a été faite assez tôt. On pourrait, dans les ouvrages de chirurgie d'urgence, inscrire en tête ces mots : « *Time is life* ; le temps, c'est la vie ».

Le cadre de notre sujet ne nous permet point de passer en revue les différents accidents qui peuvent se produire et d'indiquer pour chacun le meilleur traitement. Il est des ouvrages de chirurgie et de médecine d'urgence qui répondent aux divers cas. Nous formulerons seulement quelques desiderata au point de vue de l'organisation pratique de la médecine des accidents du travail. En Allemagne, la législation sur les Assurances ouvrières date de vingt-cinq ans, et bien des questions ont été résolues qui sont à peine effleurées chez nous. (Thèse de Paris, 1901, D'' Lucien Roques : *La médecine des accidents et les hôpitaux des corporations industrielles en Allemagne*). Il y a d'abord des « médecins pour accidents » (*Unfallheilkunde*). Sur ce point nous resterons plus réservés. Pour soigner un blessé ou pour expertiser dans un litige au sujet d'un accident, nous ne voyons pas la nécessité de créer de nouveaux fonctionnaires ou de recourir aux seuls spécialistes des accidents du travail. Mais on pourrait former tout médecin à ce rôle, à cette « médecine des accidents ». Car c'est là une science spéciale, qui a en Allemagne ses traités généraux, ses revues, toute une littérature, aujourd'hui considérable, et sa place dans l'enseignement, qui n'attend plus que la sanction officielle. Pourquoi ne créerait-on pas en France, dans les Facultés de médecine, un cours où l'on enseignerait cette pathologie spéciale née du développement colossal de l'industrie moderne ? Pourquoi ne lui donnerait-on pas une place dans l'un des examens du Doctorat ? Car la tâche administrative du médecin n'est pas moindre en matière d'accidents du travail que sa tâche purement technique. Les expertises auxquelles il est appelé sont souvent des plus épineuses. Sans parler des simulateurs ni des cas où la névrose traumatique entre en scène, les moindres blessures peuvent être la source de litiges

inépuisables. Aussi des médecins habitués à ces expertises apportent-ils une extrême attention à la régularité
des observations et mettent beaucoup d'ordre et de précision dans leurs rapports. Cela tient en grande partie
à ce que le légiste et le médecin traitant se confondent :
en même temps que, dans les limites de son art, le
chirurgien s'attache à perfectionner ses méthodes, en
vue d'un but bien déterminé, il ne néglige aucunement
le côté juridique des cas qui lui passent entre les mains.

Nous avons expliqué plus haut qu'il est bon que le
malade ait le libre choix de son médecin. Mais dans la
réalité cette liberté lui est souvent enlevée. Lorsque la
compagnie possède une caisse de secours légale ou bien
se trouve couverte par une caisse de secours mutuels (et
c'est le cas le plus souvent), les ouvriers sont astreints
à ne recourir qu'au service médical organisé par elle.
Ce service se fait dans des « Hôpitaux de prompt
secours aux blessés ». Le titre seul de ces institutions
indique leur but. Nous connaissons les avantages que
peut en retirer le malade ; ajoutons que cela peut éviter
des inconvénients multiples et des frais onéreux. Le
Dr Joseph Bouquet, dans un article des *Annales d'hy-*
giène publique et de médecine légale, dit même à ce
sujet : « De cette hospitalisation découlera un autre
résultat : nous verrons avec plaisir disparaître à bref
délai dans le vulgaire de trop nombreux préjugés.
L'hôpital est redouté, et, dans certains endroits, c'est
une honte que d'aller dans un milieu hospitalier ; mais
ces idées peu à peu s'effaceront.

« Les malades, en outre, se feront bien vite aux notions élémentaires de propreté et d'hygiène qu'ils ignorent, surtout dans les milieux ouvriers. Le niveau social ne pourra que se relever, et ce sera, croyons-nous, faire œuvre humanitaire et vraiment sociale. »

CHAPITRE II

Les certificats pour les accidents du travail

Cette question « n'intéresse pas seulement la médecine légale et la partie purement scientifique, mais elle offre une grande importance déontologique pour tous les praticiens ». (D' Mauclaire, Professeur agrégé de la Faculté de médecine de Paris, Chirurgien des Hôpitaux, in *Annales d'Hygiène Publique et de Médecine légale*, 1903. Tome 49, page 398.) Il suffit de considérer le cours d'une affaire d'accident, se déroulant dans ses conséquences possibles, pour voir que la compétence du médecin ne s'épuise pas dans l'établissement du certificat primitif ou dans l'enquête consécutive. C'est au médecin qu'il sera encore fait appel pour constater si le blessé peut reprendre son travail, ou pour déterminer exactement sa situation, en cas d'une amende de revision et de contestations ultérieures.

Chacun de ces rôles du médecin l'oblige aux plus délicates appréciations : d'abord on lui demande d'indiquer « les suites probables de l'accident et l'époque à laquelle il sera possible d'en connaître les résultats définitifs », ce qui est loin d'être toujours aisé. Plus tard, sa décision doit être d'autant plus réfléchie que les intérêts de la victime et ceux du chef d'entreprise sont les uns et les autres en jeu et apparaissent comme également respectables ; il faut déjouer la simulation, établir positivement les complications réelles qui ont pu se produire, fixer le rapport le plus exact possible entre la capacité de travail et la nature des altérations subsistantes.

Un médecin attitré d'une Compagnie d'assurances devient de ce chef suspect à l'accidenté, qui peut refuser d'être soigné par lui et choisir un autre confrère : le législateur a précisément insisté sur la nécessité de respecter la liberté du malade dans le choix du médecin en qui il a confiance. Il n'en est pas de même dans l'armée : ici, le blessé ne peut choisir son médecin expert ; mais les conditions sont différentes, et le maintien de la discipline le veut ainsi. Aussi la loi civile a-t-elle fait à la jurisprudence militaire bien des emprunts, surtout en ce qui concerne le règlement des indemnités après accident.

Le médecin délivre donc trois sortes de certificats en matière d'accidents du travail :

1° D'origine ou de premier constat ;

2° De consolidation ou de guérison, ou capacitaire ;

3° Additionnels.

Rédaction du certificat d'origine. — C'est autour de ce certificat que va graviter toute l'action judi-

ciaire ; il importe par conséquent qu'il soit rédigé avec
le plus grand soin. D'une façon générale, il faut donner le plus de détails possibles, car ce certificat sera
l'objet d'une critique très serrée de la part du parti
adverse qui sera toujours disposé à le trouver insuffisant. En outre, il faut éviter autant que possible l'emploi des termes techniques, dont le public simpliste
reproche l'abus et que les juges ou les avocats ne peuvent pas toujours interpréter exactement. Les entre-
prises et les Compagnies d'assurances fournissent souvent des feuilles imprimées qui évitent des oublis au
médecin. Mais il est préférable, pour des blessures sé-
rieuses, de rédiger un certificat plus détaillé. Lorsqu'il
s'agit de s'exprimer sur les suites de la blessure, il ne
faut jamais mettre que la guérison est certaine ; on
a vu survenir soit un delirium tremens mortel (affaire
du Tribunal de Saint-Quentin), soit une infection té-
tanique après un traumatisme des plus insigifiants en
apparence ; il faut dire que la guérison peut survenir
en tant de jours, « réserves faites pour les complications ». « Nous ne sommes pas chargés de prédire
l'avenir ! Nous ne pouvons prédire que les probabili-
tés. » (Mauclaire.)

« Pour ce qui est de l'époque à laquelle il sera possible de juger les résultats définitifs de l'accident, il ne
faut pas être trop magnanime, car quelques malades
ont tendance à doubler la durée de l'incapacité admise
dès le début, et à faire temporairement un autre mé-
tier : fraude qui leur paraît toute naturelle ! » (Mauclaire.)

Certificat de capacité. — Les médecins commis par les tribunaux en qualité d'experts dans les affaires d'accidents du travail reçoivent ordinairement mission de rechercher dans quelle proportion la capacité professionnelle de l'ouvrier a été diminuée et de préciser la date de la « consolidation » de la blessure. « C'est un bien mauvais mot », disait M. Levraud à la séance de la Chambre des députés, du 30 mai 1901 (*Journal officiel*, p. 1178) :

M. *Mirman* (rapporteur). — Trouvez-en un autre, nous serons très disposés à l'accepter.....

M. *Levraud*. — Ce mot ne doit s'appliquer qu'aux fractures, appliqué aux blessures il n'a pas de sens.

M. *le Rapporteur*. — Bien souvent on voit le sens d'un mot prendre de l'extension, et nous serions tous embarrassés si on nous interdisait l'emploi de mots qui ont été détournés de leur sens étymologique par l'usage, la tradition ou même la loi. »

Ainsi donc, la période intermédiaire pendant laquelle l'ouvrier se remet difficilement au travail peut être diversement appréciée. On comprend que le médecin de l'assureur et le blessé ou son médecin soient souvent en complet désaccord pour fixer la date arbitraire d'une consolidation non définie par la loi et dont toutes les définitions sont flottantes et incertaines.

Ce deuxième certificat est assurément des plus difficiles à établir ; il faut constater et apprécier le degré d'incapacité du travail et les rapports que les lésions observées ont avec le traumatisme invoqué. « On est « juge » malgré soi, de même que le juge est « médecin » malgré lui. » (Mauclaire.) Dans les petites localités, ce rôle vaut beaucoup de reproches et peu de félicitations ! Et surtout il ne faut jamais faire de certificats dits de complaisance ! Ainsi que le dit avec juste raison Lucas-Championnière : « Soyez toujours honnêtes, ou récusez-vous. » (*Gazette des Hôpitaux*, 9 décembre 1902 : La Loi sur les Accidents du Travail.)

L'appréciation d'incapacité de travail à la suite d'un accident est une des parties les plus délicates de la tâche imposée aux médecins par la législation des accidents du travail. Il est déjà malaisé de conclure, quand il s'agit de dire, en établissant le certificat joint à la première déclaration, si l'incapacité doit être permanente ou purement temporaire. A une date aussi rapprochée de l'accident on ne saurait demander de se prononcer en toute connaissance de cause. Mais les plus grandes difficultés surgissent quand il faut caractériser le résultat définitif.

D'une part, la loi française ne définit pas l'incapacité absolue et permanente ; d'autre part, elle n'établit aucune signification pour l'incapacité partielle.

Il est très nécessaire que le médecin possède à cet égard quelques notions précises dont il puisse s'inspirer pour donner à ses rapports toute la rigueur désirable. Si ce n'est pas à lui de décider et de proportionner l'indemnité au dommage, il contribue cependant à éclairer l'appréciation des tribunaux en caractérisant le dommage.

Quand il dit : « incapacité absolue et permanente », le médecin ne doit pas confondre l'incapacité absolue et permanente de tout travail, avec l'incapacité absolue et permanente du travail de la profession ; la distinction est très importante puisque dans le premier cas, en France, la pension est des deux tiers du salaire annuel, et dans le second de la moitié de la diminution du salaire consécutif à l'accident.

C'est ce que les Allemands spécifient en deux mots dont leur langue a permis la formation et qui s'opposent d'une manière très explicite : *Arbeitsfähigkeit*, capacité de travail ; *Erwerbsfähigkeit*, capacité de gain.

Si l'on considère cette dernière, sa perte absolue et permanente apparaît en réalité comme assez rare : elle n'est admissible qu'autant que la victime est devenue une espèce d'épave humaine, dans l'impossibilité d'apporter aux siens aucun subside si léger soit-il, constituant au contraire une charge pour sa famille. (Discussion de la loi française, 15 mars 1898.)

Si l'on considère uniquement la capacité du travail de la profession, rien de plus variable que le rapport de la lésion à l'incapacité qu'elle entraîne. Un charretier, par exemple, est bien peu gêné dans son travail professionnel par la perte d'un doigt, même du pouce de la main gauche, qui entraînerait pour un horloger, un typographe, un mécanicien de précision, une incapacité absolue. Cette considération a fait accorder en Allemagne une plus grande importance aux blessures des doigts chez les femmes, car la souplesse, l'agilité de la main est la condition des travaux qui assurent la subsistance à un grand nombre d'entre elles.

Un accident peut atteindre directement la « capacité de gain » sans nuire cependant à la « capacité de travail ». Un visage couvert de cicatrices n'empêche pas un homme de travailler, mais peut lui fermer l'accès de certains emplois.

Il ne faut pas s'attacher d'une manière trop étroite à la notation de l'aspect visible des parties, des détails anatomiques ; l'examen fonctionnel est beaucoup plus important. Des altérations en apparence considérables ne diminuent parfois que légèrement la capacité de travail, alors qu'un trouble marqué de la fonction, conséquence d'un minimum de lésion anatomique, entraînera réellement une incapacité sérieuse.

Il faut aussi se demander, dans cette évaluation de l'aptitude fonctionnelle, si elle va rester ce qu'elle est au moment de l'examen ou si elle n'est pas de nature au contraire à être modifiée par les influences diverses qui peuvent agir dans la suite et en particulier par la reprise du travail elle-même. C'est un cas qui s'observe fréquemment lorsque le système nerveux est en cause ; la résistance à la fatigue est diminuée, les sujets tombent malades pour des efforts qu'un homme sain supporte aisément : il y a donc lieu de considérer, en tenant compte de l'avenir, l'aptitude fonctionnelle comme inférieure à ce qu'elle paraît dans le présent.

Ceci touche à la question des névroses traumatiques, qui est la grosse difficulté des expertises. L'accord n'est pas fait sur les conclusions de leur étude purement

scientifique, et, pratiquement, il existe de fréquents
exemples de discusions et de désaccords entre experts
ayant à se prononcer à leur sujet. C'est dans les limites
de la névrose traumatique que se restreint habituellement la simulation en matière d'accidents du travail : un blessé imite difficilement une contracture, une
paralysie, une ankylose ; la fraude est facile à déjouer.
Le simulateur se donne plus aisément l'aspect d'un neu-
rasthénique, d'un hystérique ; en présence d'un état
général mal défini, où rien d'objectif ne s'affirme d'une
manière bien nette, le médecin peut hésiter à se prononcer. A cet égard, les hôpitaux corporatifs en Allemagne rendent de grands services : les malades y sont
suivis de très près ; c'est là une rigoureuse obligation,
qui permet d'éclairer les cas suspects. (D'après le
Dr Lucien Roques, *loc. citat.*)

Nous avons déjà dit que dans la loi sur les accidents
du travail, le médecin est le pivot sur lequel s'appuie
essentiellement l'action judiciaire. C'est le médecin qui
délivre le certificat de blessure ; c'est le médecin qui
fournit encore des certificats, quand l'affaire vient en
conciliation ; enfin c'est le médecin qui doit déterminer
le degré de l'infirmité, dire si elle est définitive, totale
ou partielle ; homologué par le jugement, ce certificat
prend donc une grande importance.

Notre mission n'est plus exclusivement médicale ; on
ne nous demande pas seulement de constater les blessures, mais on nous demande de préciser la diminution
de la capacité de travail.

L'état de santé antérieur de l'individu ne compte pas,

la base unique est le salaire ; la jurisprudence est formelle (Cour de Cassation, 23 août 1902) : « La détermi-
nation de l'indemnité dépend du salaire effectif de l'ouvrier et des facultés de travail que lui laisse l'accident.
L'état d'infirmité dans lequel la victime se trouvait
avant l'accident importe peu au point de vue de la dé-
termination de son état actuel. » Cette théorie est peut-
être juridique, mais elle n'est pas trop médicale. Aucun
homme n'est identique à un autre. Chacun a ses tares,
ne serait-ce que l'âge, qui, de jour en jour, diminue la
valeur de l'individu. Les compagnies d'assurance sur la
vie l'ont bien compris, et les tares sont surtaxées ; un
vieillard qui s'assure paye une prime beaucoup plus
forte qu'un homme jeune.

Mais lorsque la cause de l'accident provient d'une
maladie avérée qui mine l'ouvrier, le patron, qui ignore
cette maladie et auquel l'ouvrier aura garde d'en parler,
est rendu responsable. Dans un cas, un ouvrier tomba
dans l'atelier et fut tué ; bien que sa chute ait eu pour
cause une crise d'épilepsie, le patron fut rendu responsable ; il y eut toutefois une diminution dans le taux de
l'indemnité.

Bien que la loi sur les accidents du travail ne tienne
pas compte de l'état de santé antérieur du blessé, le
médecin doit, qu'il s'agisse d'une affaire au criminel,
au civil, ou d'une des applications de la loi du 9 avril
1898, toujours indiquer les causes qui ont pu aggraver
les conséquences des blessures. Le juge en tiendra ou
n'en tiendra pas compte, mais, comme médecin, la conscience impose ces constatations, aussi impérieusement

que si au criminel elles devaient diminuer la responsabilité de l'accusé (P. Brouardel : Influence de l'état de
santé antérieur sur l'évolution des accidents du travail,
Annales d'hygiène publique et de médecine légale,
1906, pp. 6-29).

———

CHAPITRE III

———

Le médecin-expert

Au Congrès de Rome, en mai 1909, la deuxième question en discussion était : De l'organisation du Service médico-légal, en cas d'accidents du travail, et principes directeurs à suivre dans les expertises. Voici les conclusions des médecins qui prirent part à la discussion :

« La nécessité d'élever cette institution, afin de donner à l'expertise médicale des arbitres une importance plus grande et plus autorisée dans l'intérêt du droit, l'utilité d'une éducation pratique des médecins et même des employés d'assurances sur toute l'étendue du champ de la science de l'assurance, l'avantage qu'il y aurait à ce que les médecins arbitres prissent part aux progrès de la science de l'assurance moyennant l'utilisation et le dépouillement d'une pratique variée et riche en expérience, voilà des points d'une importance extraordinaire qui doivent et peuvent réaliser une transformation du service médico-judiciaire. »

Dr Maximilian MILLER.
(Schiedsgericht's Artz à Bayreuth).

« Il est certain qu'il y a une différence énorme entre la médecine curative et la science de l'expertise médicale et que le praticien n'est pas apte à être expert s'il n'a pas fait de cette science une étude approfondie. »

D^r PoËLS, de Bruxelles.

« A notre avis, l'idéal est le juge unique, bien initié aux multiples particularités législatives et interprétations de la loi en question secondé par les experts compétents.

« En résumé, le médecin-expert doit réunir certaines capacités et certaines qualités que tout homme ne reçoit pas toujours en naissant.

« Il doit être d'une intégrité à toute épreuve.

« Son indépendance dans l'accomplissement de ses missions sera inébranlable. »

D^r PoËLS.

Nous n'accepterons point dans tous les détails ces conclusions de médecins spécialistes, mais nous en retiendrons cependant le principe, que nous résumerons par ce mot du Dr Bernacchi dans sa Communication au VIIIe Congrès des Assurances sociales qui eut lieu à Rome : « L'expert doit avoir un corps de clinicien et un habit de médecin légiste. » (Bulletin de l'Asso-

ciation médico-chirurgicale des Accidents du travail,
5 février 1910.)

Nous avons le droit d'exprimer le vœu que la connaissance de l'art médico-chirurgical soit la plus complète possible ; il est inutile d'essayer d'en démontrer
les avantages. D'autre part, pouvons-nous désirer
vraiment que toutes les expertises soient confiées à des
spécialistes des accidents du travail ? Evidemment non.
D'abord, peut-on raisonnablement songer à appeler
et à attendre l'arrivée du spécialiste pour soigner la
victime d'un accident ? puis pour établir le premier
certificat ? Le médecin de la localité, de la Compagnie
sont là pour donner leurs soins immédiats, et sont
par suite qualifiés pour la rédaction de ce qu'ils ont
constaté.

Un projet de loi sur l'expertise et le choix des experts fut présenté à la Chambre des députés les 29 et
30 juin 1899. M. Jean Cruppi, l'éminent magistrat
bien connu, alors député, en fut le rapporteur. Il disait : « Le principe essentiel de la loi est celui de l'expertise contradictoire. Il ne s'ensuit pas que l'un des
experts doive être celui de la défense et l'autre celui
de l'accusation ; non, à aucun titre, car ils restent l'un
et l'autre, et au même degré, les experts de la vérité. »
Ce principe est éminemment vrai, juste, libéral.

Et dans la désignation des experts appelés à départager des parties, il a fait certainement le meilleur
choix. Ces experts « membres de droit » sont : « pro-
fesseurs et chargés de cours des Facultés et Ecoles de
médecine, de pharmacie et des sciences, médecins,

chirurgiens et pharmaciens des hôpitaux, dans les villes où siègent des Facultés et Écoles de médecine de plein exercice, médecins d'hospices et d'asiles publics d'aliénés. »

L'importance de l'expertise nous paraît ressortir de ces termes de G. Morache : « En médecine légale, quand on se trompe et que l'on entraîne la justice dans une erreur, le mal est irréparable, le pacte social tout entier en est ébranlé : la société n'a le droit de s'ériger en juge qu'à la condition d'être, en principe, infaillible. L'infaillibilité ! nul humain ne peut avoir la prétention d'y atteindre, mais du moins doit-il faire tout ce qui est en son pouvoir pour en approcher. Donc, les médecins ou autres, appelés à connaître des problèmes d'ordre biologique en rapport avec les questions juridiques ne sauraient trop se préparer à leur rôle. »

Le projet de loi déposé devant la Chambre, intéressant la généralité des cas de médecine légale, renfermait en outre des dispositions spéciales aux experts :

ARTICLE 8. — Si les experts sont d'un avis opposé, ils désignent un tiers expert chargé de les départager A défaut d'entente, cette désignation est faite par le Président du tribunal ou par le Président de la juridiction saisie.

Une discussion très approfondie se produisit à propos de cet article. Un amendement, présenté par un groupe important de députés, proposait de renvoyer alors la question à des Commissions composées de personnes particulièrement qualifiées, laissant au gou-

vernement la charge de rendre un décret fixant la
composition de ces Commissions de Superarbitres dans
toute la France.

Ce système, emprunté à la justice allemande, avait
de nombreux partisans, Brouardel notamment. Nous
l'accepterions très volontiers, à la condition de com-
poser ces Commissions de membres véritablement
idoines ; mais nous acceptons aussi le principe de
l'honorable député qui a soutenu l'amendement, M.
Levraud, celui de créer non pas une seule Commis-
sion, à Paris naturellement, mais un petit nombre,
comme dans les villes universitaires, possédant une
Faculté de médecine.

Le médecin désigné par le Tribunal ou d'un commun accord par les parties, l'expert, doit rester dans
son rôle, c'est-à-dire être absolument neutre et ne
point chercher ce qui peut favoriser l'ouvrier ou le
patron. Son expertise doit s'opérer contradictoirement,
ce qui veut dire que le médecin n'ira pas, simplement
et dans le plus bref délai possible, visiter la personne
qui doit être soumise à son examen ; il faut que le
blessé qui a dans la cause, pour adversaire, l'auteur de
la blessure et souvent avec lui ceux que la loi indique
comme solidairement responsables de ses actes, soit
vu et visité en présence des parties elles-mêmes ou
tout au moins dûment représentées.

Il en est de même dans le cas d'atténuation de la
blessure : le patron, dans ce cas, intente l'action contre
l'ouvrier ; c'est là la seule différence. Dans les affaires
de ce genre, les deux parties et même leur conseil

(avoué) ont le droit d'être présentes aux opérations de l'expertise, de faire entendre les observations et les déclarations, de produire les documents qui leur semblent utiles. Souvent les médecins appelés par les parties viennent fournir des renseignements spéciaux, consignés d'autres fois dans des certificats que l'expert examinera à loisir.

Le médecin-expert doit examiner attentivement son malade, ne rien omettre dans son examen, étudier toutes les hypothèses, et, après les avoir discutées, rédiger son rapport en répondant aux questions posées.

Que l'expert soit prudent dans ses enquêtes ; jamais on ne cherchera plus obstinément à le mettre en défaut. Qu'il y mette donc le temps, qu'il multiplie les examens en renouvelant les conditions de l'observation et en effectuant des expériences si elles sont nécessaires, et, s'il reste le moindre doute, qu'il soit réservé. C'est au juge d'apprécier et de décider. « Sachons nous borner, dit Chaussier ; ne cherchons point à étendre notre science au-delà de ses véritables limites et rappelons-nous que, dans l'état actuel de notre législation, les fonctions du médecin-expert se bornent et doivent se borner à constater un point ou une circonstance de fait, à prononcer sur une question d'art ou de science ; elles n'ont donc qu'un rapport fort indirect à l'application, à l'exécution de ces lois, à la question de droit. »

L'expert est-il tenu au secret professionnel ? Le silence du médecin sur les confidences des malades traités par lui augmente l'utilité sociale de sa profession,

car, sûr de sa discrétion, nul n'hésitera à réclamer ses
soins malgré la nécessité de lui révéler des secrets. De
là l'obligation légale du silence du médecin traitant.
« Au contraire, si le médecin, chargé d'une expertise
judiciaire, devait taire une partie des résultats, son
concours deviendrait inutile au juge en ne l'éclairant
pas, ou même nuisible en risquant de l'induire en
erreur. L'aide apportée à la justice par le médecin serait
donc perdue pour la société. Pour que l'expertise judiciaire soit utile, il faut que le médecin ait le droit et
le devoir de dire tout ce qu'il a constaté. En autorisant
l'expertise médicale la loi, non seulement permet,
mais encore ordonne au médecin-expert de dévoiler au
juge toutes ses constatations et toutes les inductions
qu'il en tire, fussent-elles défavorables à l'expertisé. »
E. Perreau et E. Jeanbrau, *Presse Médicale*, 17 avril
1909.)

Parfois, les conclusions des experts sont discutées,
et l'on voit dans une même affaire plusieurs experts
commis successivement à rechercher la solution vraie.
Nous venons de dire que la conscience devait guider
l'expert, et l'amour de la vérité, de la justice. Mais la
route à suivre est jalonnée de nombreux devoirs. Pour
les remplir dignement, il faut une instruction générale et des connaissances spéciales fort étendues :
l'énergie, le courage et la patience joints à une indépendance absolue, sont indispensables. Il doit aussi
avoir de la considération pour la dignité des autres
experts commis auparavant. Ceux-ci ont aussi avec
conscience fourni leur rapport. Et si l'on est en droit

d'exiger du dernier expert, dernier en date, de faire tout son devoir, celui-ci n'a cependant pas le droit de mépriser ou de dénigrer le travail de ses confrères. Il s'agit là des règles de la déontologie élémentaire.

CHAPITRE IV

Des complications

Nous ne parlerons pas des complications consécutives aux accidents du travail. MM. Forgue et Jeanbrau, dans leur *Guide du médecin dans les accidents du travail*, ont traité ce sujet avec une compétence exceptionnelle, et nous ne pourrions que reproduire ce qu'ils ont écrit. Mais il est des considérations générales que nous ne pouvons omettre sur ce point.

Il est très difficile d'apprécier le rapport exact entre l'accident invoqué et l'affection actuellement présentée par le blessé ; à côté d'une catégorie de faits dans lesquels ce rapport saute aux yeux, il en est une autre, le dixième des cas environ, dans lesquels, au contraire, cette question est assez litigieuse. Envisageons-les rapidement.

Tout d'abord, il y a certaines professions qui, par elles-mêmes, sont une cause presque habituelle de maladies ou d'accidents : ainsi les souffleurs de verre ont fréquemment des hernies développées sous l'influence des efforts répétés ; ils ont relativement souvent le chancre de la lèvre ; les mineurs sont sujets au nystagmus et à la surdité ; les allumettiers sont exposés à la nécrose phosphorée des maxillaires ; les blanchisseuses se tuberculisent souvent en maniant le linge ayant appartenu à des phtisiques. Les brûlures, gelures, eczémas, bronchites sont souvent des maladies professionnelles, et non des accidents. Toutefois, l'ouvrier invoque toujours le traumatisme, et les juges lui donnent souvent raison pour se conformer « à l'esprit de la loi ».

Ainsi donc, le médecin sera forcé de faire la distinction entre les maladies apparemment ou réellement traumatiques. L'ostéomyélite, la tuberculose ostéo-articulaire, la pneumonie à pneumocoques, la tuberculose pleuro-pulmonaire, la tuberculose méningée, le mal de Pott, les lésions tertiaires de la syphilis, les néoplasmes, certaines hernies, certaines crises d'appendicite, la tuberculose testiculaire, l'ulcère de l'estomac, l'avortement, sont autant d'affections qui peuvent être rapportées à une origine traumatique. On voit à quelles difficultés le médecin-expert va se heurter pour se faire une opinion.

Un point très intéressant est donc celui qui a trait au rôle des maladies préexistantes au traumatisme et aggravées par lui, que ces maladies soient congénitales ou acquises. Les compagnies invoquent souvent l'existence d'une maladie antérieure pour « amorcer » une transaction.

Si une complication est survenue, on doit la signaler

dans la rédaction du certificat ; il faut signaler les complications septiques (érysipèle, tétanos, etc.), le delirium tremens (Verneuil), la pneumonie hypostatique, la phlébite, les embolies graisseuses, les anévrysmes : mais il faut avoir bien soin d'indiquer si la maladie intercurrente observée est bien sous la dépendance de l'accident lui-même.

On peut classer ainsi ces diverses complications :

« Complication du fait de la maladie elle-même ;

« Complication par faute du malade dans l'exécution des soins prescrits ;

« Complication par faute thérapeutique de la part du médecin. » (Mauclaire.)

La question des troubles nerveux post-traumatiques est des plus importantes. Le malade qui a échappé à une catastrophe présente parfois des troubles nerveux qu'il rapporte à un léger traumatisme subi en la circonstance ; c'est le « railwayspine ». Dans d'autres cas, le malade présente des troubles anesthésiques : c'est l'hystéro-traumatisme ; d'autres fois encore, c'est une sorte de faiblesse générale, de dépression nerveuse, accompagnée d'insomnie, de troubles intellectuels, de tachycardie, de troubles visuels ; c'est la neurasthénie traumatique. Tantôt ces malades avaient une faiblesse psychique préexistante, et le traumatisme est la cause occasionnelle des troubles nerveux ; tantôt ces troubles datent réellement de l'accident (Erichsen, Oppenheim, Charcot, Vibert, etc. (Markow : *Hystéro-neurasthénie traumatique et accidents du travail*. Thèse de Paris, 1901.)

Y a-t-il des psychose traumatiques, à la suite des traumatismes crâniens ? Le fait est admis par Azam, Gudden et Viedenz, mais, en général, dans les cas de ce genre, il s'agit de sujets prédisposés soit héréditairement, soit par l'alcoolisme ou la syphilis. La folie purement traumatique est donc rare.

Enfin, signalons l'épilepsie traumatique, la paralysie agitante, le tabes, le diabète (Brouardel et Richardière) parmi les maladies qui peuvent être plus ou moins directement la conséquence d'un traumatisme, voire même la mort subite par inhibition (Th. de Poirault, Paris, 1903).

On a même invoqué le traumatisme pour expliquer certaines affections cardiaques, telles que : ruptures valvulaires, aortite, etc. (Barié, Schmidt), hypertrophie du cœur (Bénédict).

L'ectopie rénale peut encore être, sans aucun doute, la conséquence d'un traumatisme.

Que de cas litigieux puisque la moitié des maladies peuvent être provoquées par un traumatisme réel ! Ces cas litigieux étaient peu fréquents au début de l'application de la loi, mais sous l'impulsion de l'exemple et de l'esprit d'imitation intéressée, ils sont maintenant très nombreux parm les ouvriers, et le moindre traumatisme est mis à profit.

Et la besogne du médecin-expert est accrue en quantité et en qualité. Bien souvent, l'ouvrier, surtout s'il est chargé de famille, reprendra de lui-même sa tâche journalière ; mais hélas ! il n'en est pas toujours ainsi, et nous avons pu maintes fois nous en convaincre. Des célibataires blessés, les jeunes gens surtout, dont le salaire est parfois assez élevé, préfèrent ne toucher que leur demi-journée, amplement suffisante à leurs besoins, et ne se livrer à aucun travail. D'autres s'occupent chez eux, entretiennent en cachette leurs propriétés ou exécutent d'autres travaux manuels. On peut juger facilement de l'abus qui peut en résulter et des pertes que par ce fait éprouve leur patron. Dans les grandes usines, où de nombreux ouvriers sont employés, ces cas se présentent fréquemment. Le médecin doit savoir deviner, lire dans l'esprit de ces ouvriers.

D'un autre côté, certains malades ont besoin d'être excités, poussés au travail ; souvent le médecin, dans leur intérêt même, doit les forcer à réagir.

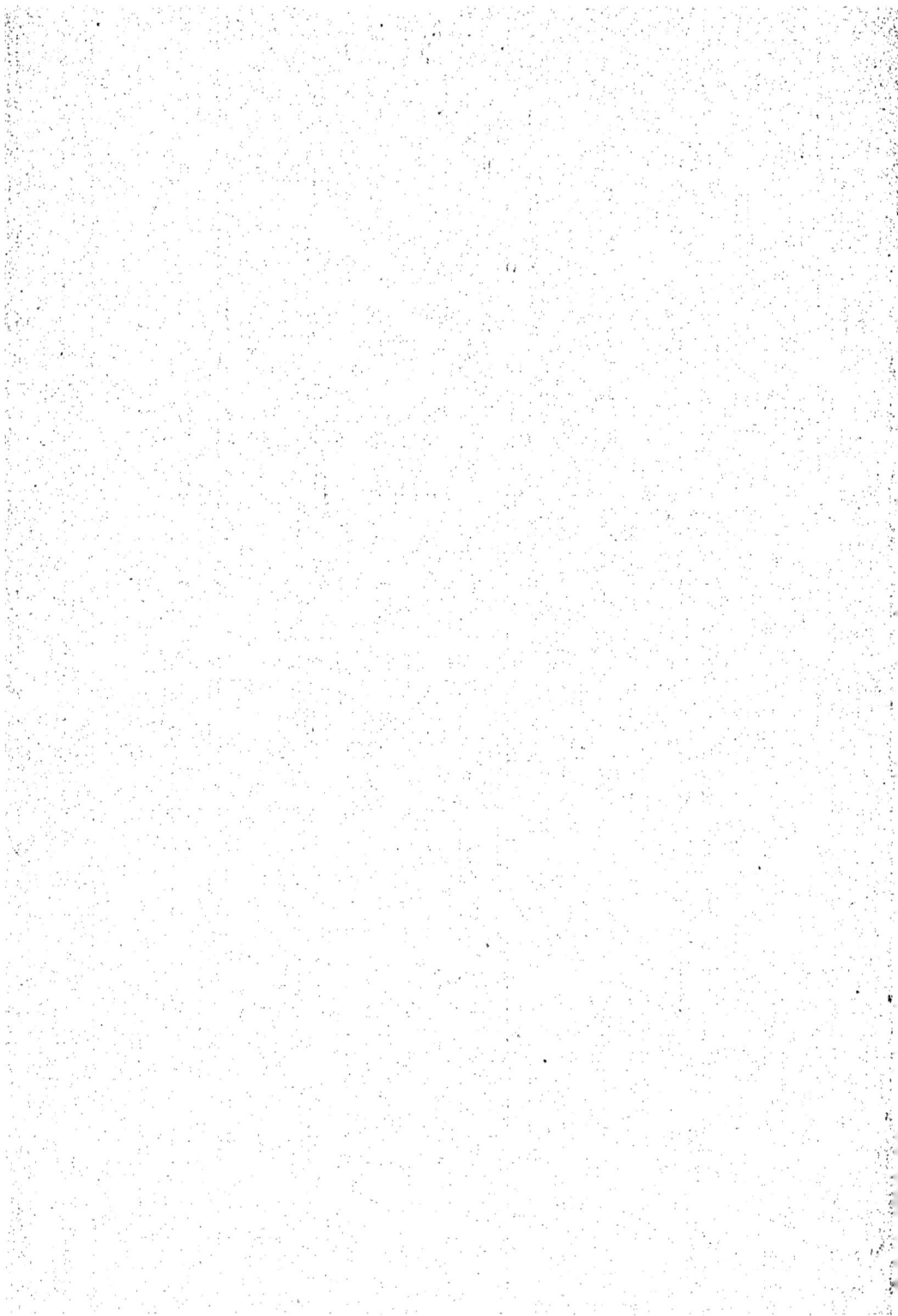

CHAPITRE V

La simulation. — La sinistrose

A combien de procès et d'expertises n'ont pas donné lieu les troubles nerveux attribués à un traumatisme ? Au Congrès de Rouen, tous les rapporteurs, italiens, belges, français, allemands, hollandais, ont conclu dans le même sens : l'hystéro-neurasthénie traumatique, la « grande simulatrice » (Brissaud), s'est vue réduite à un rôle modeste, presque effacé. « L'hystérie post-traumatique a perdu peu à peu beaucoup de terrain. L'hystéro-neurasthénie elle-même, où les phénomènes subjectifs de l'hystérie l'emportent notablement sur ceux de la neurasthénie, fait retour en masse aux phénomènes de « pithiatisme », de suggestibilité, d'émotivité morbide. La ressemblance, souvent l'identité parfaite des stigmates spontanés ou honnêtes et des stigmates provoqués ou contrefaits a donné à réfléchir, à discuter » (Brissaud).

Au préalable, il importe de distinguer dans les faits de simulation trois catégories dont la séparation s'impose.

La première concerne la simulation cupide, raisonnée, préméditée, effrontée. Elle est rare, disent Brissaud, Chavigny, René Sand, Forgue et Jeanbrau. M.
Chavigny dit même dans les conclusions de son livre :
Diagnostic des maladies simulées : « Je souscris bien
volontiers à cette pensée de Lasègue :

« On ne dissimule bien que ce que l'on a. »

Toutefois, le médecin-expert est contraint de penser
à la situation possible, mais il ne doit point voir un
simulateur dans tout malade soumis à son examen, pas
plus qu'un juge n'a le droit de voir un coupable dans
tout accusé. Il faut savoir reconnaître, sous l'exagération des symptômes, la lésion ou le trouble difficiles à
dépister, mais réels. La simulation raisonnée relève
de la police correctionnelle. De cette conséquence peut-
être vient sa rareté.

La seconde comprend les cas de névrose, de cérébro-
pathie, de myélopathie authentiques, qu'une faute de
diagnostic met au compte de la simulation. Dans un
rapport sur le diagnostic et le pronostic des affections
organiques encéphalo-médullaires d'origine traumatique, M. Ribierre (de Paris), énonce le problème, énu-
mère les progrès accomplis grâce aux travaux de
Babinski, Oppenheim, Strümpell, Hœsselin, Unver-
richt, Goldscheider, etc., enfin signale toutes les
erreurs à éviter et le moyen de les éviter.

« Les cas, dit M. Ribierre, qui commandent les plus
grandes réserves au point de vue du diagnostic de la
simulation sont ceux dans lesquels les sujets n'accusent
que des troubles vagues, diffus, à type de neurasthénie,

de psychasténie, d'obnubilation intellectuelle. Au contraire, lorsqu'on se trouve en présence d'une paralysie, d'une contraction, d'un tremblement, le diagnostic de la simulation volontaire et consciente de ces symptômes offre beaucoup moins de difficultés ; car dans les affections organiques, ces symptômes objectifs grossiers et évidents s'accompagnent toujours d'un ou plusieurs des petits symptômes objectifs que ne peut réaliser la simulation consciente ou inconsciente. Le diagnostic de la simulation pourrait paraître ainsi relativement facilité par ce fait que les simulateurs n'arrivent qu'exceptionnellement à simuler des affections à symptomatologie complexe ou même des syndromes relativement simples, et se limitent en général à la simulation d'un symptôme isolé ».

La troisième catégorie de faits de simulation se rapporte aux états d'incapacité déterminés et entretenus par l'insécurité, le doute, la crainte d'un jugement défavorable, même l'espoir d'une rémunération injustifiée. Cette simulation, ni honnête ni bien coupable, ni inconsciente ni tout à fait consciente, n'exclut pas, même chez les plus émotifs, les plus anxieux, tout effort, toute bonne volonté. Telle est l'opinion professée par le professeur Tamburini et par son collaborateur, V. Forli, dans un rapport sur la certification et le pronostic des névroses traumatiques. Tamburini et Forli disent même : « Il est impossible de tracer une limite bien nette entre l'exagération et la simulation. » « Tel blessé, au moment de l'expertise, exagère en ce qui concerne le syndrome et simule en ce qui concerne chaque symptôme », « exagère quant à la maladie et simule quant à la capacité de travail. « Le nombre des simulateurs varie notablement selon les conditions de temps, de lieu et de milieu. »

Il n'est pas douteux que la ligne de démarcation de la simulation et de l'exagération est indécise. L'exagération est une disposition naturelle à quiconque subit ou a subi un dommage. Tout accidenté, sachant qu'il sera peut-être obligé de plaider, exagère d'avance « son droit ». Il y a tendance à l'exagération, par conséquent suggestion ou auto-suggestion. L'exagération peut donc être inconsciente.

Examinons les conditions étiologiques de ces troubles nerveux ; nous en rechercherons plus loin la prophylaxie qui, selon nous, pourrait être dévolue au médecin, tout comme la prophylaxie des maladies contagieuses. A les considérer au fond, elles paraissent se ramener toutes à un état d'émotivité exclusivement personnel. Tous ces troubles nerveux post-traumatiques sont autant de manifestations de la « psycho-névrose émotive » de Bernheim. « Ce qu'il faut savoir, dit Œttinger, c'est que l'état anormal d'impressionnabilité, d'émotivité du blessé a créé de toutes pièces ces accidents qui sont susceptibles de guérison rapide, et que la loi sur les accidents du travail a singulièrement augmenté le nombre des cas de ce genre, en constituant un terrain éminemment favorable à leur développement. N'est-il pas curieux, en effet, de voir des lutteurs, des boxeurs se retirer ensanglantés de l'arène, le visage, le corps couvert de contusions et de blessures, et reprendre, presque

immédiatement après le cours de leurs exploits, sans
qu'on voie jamais chez eux ces accidents nerveux d'une
durée indéfinie qui se développent, même chez le plus
vigoureux ouvrier, après un traumatisme des plus mi-
nimes ? »

Ollive et Le Meignen reconnaissent l'influence cons-
tante et prépondérante, sinon de l'émotivité, du moins
de l'imagination : « Ce qui a fait le mal, ce qui a produit la névrose post-traumatique plutôt que traumatique, c'est l'imagination du blessé, la persuasion qu'il
a de son importance ; c'est aussi, pour une part très
grande, la suggestion malsaine exercée inconsciem-
ment par son entourage ; c'est enfin l'idée développée,
pour beaucoup, par les lois ouvrières, que « l'accident
doit rapporter quelque chose, et cette autre suggestion
lente faite du non-exercice du membre blessé, cette
préoccupation d'obtenir réparation du dommage causé.
Cette idée, une fois fixée dans son esprit, va y germer,
et elle le portera peu à peu à mal apprécier la gravité
de sa blessure. »

L'expert peut donc se trouver aux prises avec la
simulation. Il doit « utiliser toutes les ressources de la
médecine pour arriver à un diagnostic exact, et il doit
se cantonner rigoureusement et avec impartialité dans
son rôle de médecin » (Chavigny). Nous ne traiterons
pas des procédés de diagnostic ; les ouvrages parus à ce
sujet, notamment celui de M. Chavigny, sont, à l'heure
présente, le dernier cri de la science médico-légale.
Mais nous sommes obligés de faire ressortir le rôle important de la psychiatrie dans ces expertises, de « l'ap-

préciation de l'état psychique des prévenus ou des plaignants, état considéré dans ses rapports avec toutes les déviations organiques propres à préparer un terrain favorable au développement des psycho-névroses » (Pierret).

La loi sur les Accidents du travail a créé une maladie nouvelle, une psychose, que tous les experts ont observée confusément, qui a été individualisée par le Professeur Brissaud et à laquelle il a donné le nom très expressif de « sinistrose ». Souvent prise pour de l'hystéro-neurasthénie traumatique, sans signes cliniques appréciables à l'examen, la sinistrose a pu induire en erreur l'expert, confiant en l'apparente sincérité des doléances du blessé. En réalité il ne s'agit point d'hystéro-neurasthénie traumatique, mais d'une idée fixe dans l'esprit du blessé, idée fixe d'origine contagieuse et contagieuse elle-même pour l'entourage. « Nous avons vu, disent MM. Forgue et Jeanbrau, des blessés qui n'avaient absolument rien, à qui des camarades pensionnés avaient persuadé qu'ils devaient également obtenir une rente. » « Mais, enfin, que voulez-vous ? disait un jour le professeur Ducamp à un blessé sur lequel il devait faire un rapport d'expertise. — Simplement une petite rente de 3 ou 400 francs, comme tout le monde », répond le pseudo-blessé avec franchise. En disant cela, le sinistré faisait allusion à un centre ouvrier où les simulateurs augmentent de jour en jour dans la plus parfaite impunité. »

Pour décrire la « sinistrose », nous ne pouvons mieux faire que de reproduire le remarquable article du professeur Brissaud, paru dans le *Concours Médical*

du 16 février 1908, page 116 et s.), ainsi que l'ont fait
MM. Forgue et Jeanbrau dans leur ouvrage :

« Dans tous les pays qui indemnisent les accidents
du travail, les blessures « assurées » exigent, pour
guérir, un temps beaucoup plus long que les blessures
« non assurées ». A ce fait brutal, incontestable et in-
contesté, se ramène et se réduit toute la question de la
sinistrose. Ainsi, tandis que, pour une même fracture
simple de jambe, le blessé non assuré séjourne à l'hôpital quarante-trois jours en moyenne, le blessé assuré
y séjourne trois cents jours en moyenne — presque
une année. Personne n'a jamais supposé que, chez le
blessé assuré, la formation du cal réclame deux cent
cinquante-sept jours de plus que chez le blessé non
assuré. C'est la capacité fonctionnelle ou, plus exactement, la capacité ouvrière qui, après la consolidation, tarde à se rétablir chez le blessé assuré ; et ce
retard varie suivant les pays, c'est-à-dire suivant les
lois et la jurisprudence de chaque pays.

« A quoi tient cette prolongation de l'incapacité ouvrière ? A un état mental morbide — qui est précisément la sinistrose — et qui consiste en une inhibition
très spéciale de la volonté ou, mieux encore, de la
bonne volonté. Donc, pas de confusion possible avec
l'exagération calculée ou la simulation consciente.

« Sans doute, les cas de simulation et d'exagération
ne sont pas exceptionnels ; mais, par rapport aux cas
de sinistrose, ils sont rares. On ne les constate guère
que parmi les jeunes gens qui n'ont ni famille, ni
responsabilités, ni charges ; alors la simulation n'est

qu'une sorte de gaminerie intéressée et nullement in-
téressante. Ou bien, c'est dans une catégorie d'hommes de tout âge qui n'ont jamais eu la vocation du
travail ; il en est pour qui un petit accident est une
aubaine inespérée : à quelque chose malheur est bon.

« Nous répétons que la sinistrose, incomparablement
plus fréquente, est une maladie authentique ; et il est
regrettable que certains médecins de Compagnies d'assurances l'aient tantôt assimilée à un hystéro-traumatisme par trop complaisant, tantôt confondue systé-
matiquement avec la simulation.

« Nous avons suffisamment défini la sinistrose en
disant qu'elle consistait en une inhibition de la bonne
volonté. Le blessé, depuis longtemps guéri, ne se dé-
cide pas à faire, au prix d'un peu de douleur ou simplement de fatigue, le moindre essai de reprise du
travail. Il se refuse au plus petit effort : « C'est inutile,
« je souffre, je ne peux pas, je ne pourrai pas, je
« sais très bien que je ne pourrai pas..... » Il ne sort
pas de là. Et celui qui parle ainsi est un homme dans
la force de l'âge, laborieux, père de famille, dont le
salaire est dix fois, vingt fois supérieur à la rente ou
au petit capital rachetable représentant les dommages-
intérêts auxquels il croit avoir droit.

« C'est en effet, une idée fixe, une idée fausse sur la
forme de la réparation du préjudice qui exerce et dé-
veloppe ce pouvoir d'inhibition. Voici pourquoi et
comment.

« Sauf de très rares exceptions, les accidentés du
travail conservent encore — depuis près de dix ans

que la loi est entrée en vigueur — la conviction que
toute blessure professionnelle leur confère un droit
à des dommages-intérêts. Ils ignorent que l'innovation
fondamentale de la loi de 1898 est une dérogation au
droit commun. Le patron étant toujours responsable
du préjudice, ils s'imaginent que ce patron (ou la
Compagnie d'assurances du patron) leur doit la réparation prévue par les articles 1382 et 1383 du Code civil.
Ils ne conçoivent pas que, la blessure une fois guérie,
aucune compensation pécuniaire ne leur soit attribuée
en dehors du demi-salaire de la période d'incapacité.
Des deux principes sur lesquels repose la loi, ils semblent ne reconnaître intégralement que le premier,
celui du Risque professionnel, qui met à la charge du
patron l'indemnisation de l'ouvrier ; et ils n'admettent
que dans la mesure qui leur convient le second principe, celui de l'indemnité transactionnelle et forfaitaire
calculée d'après la réduction de salaire qu'entraîne définitivement la blessure, et qui est fixée à la moitié
de cette réduction de salaire. Ils méconnaissent le
sens du mot consolidation, tel que l'a précisé la jurisprudence, mais ils savent que la date de la consolidation marque la cessation du paiement du demi-salaire.

« De là il résulte trop souvent que l'accidenté en-
trave la date de la consolidation comme une échéance
qu'il voudrait pouvoir ajourner indéfiniment ; et, en
fait, il l'ajourne ; toutes les statistiques hospitalières
en font foi. Il ajourne, il ajourne, et l'idée erronée qui
le préoccupe détourne sa bonne volonté de tout effort
utile. Peu à peu, cette idée fausse, passée à l'état d'idée

fixe, non seulement absorbe toute son activité psychique,, mais va même jusqu'à briser les ressorts de son
activité physique. Et alors que, guéri de sa blessure
depuis des mois, il a cessé d'être une victime du travail, il reste encore victime d'une erreur de bonne foi,
c'est-à-dire sa propre victime à lui-même. Voilà la sinistrose constituée, psychose d'occasion et le plus souvent peu sévère, mais psychose funeste au travail et,
par exception, grave dans ses extrêmes conséquences.

« L'idée fixe a naturellement et toujours pour subs-
tratum un fait ou l'interprétation d'un fait. Dans le
cas de la sinistrose, il s'agit de l'interprétation d'un
fait, et ce fait, c'est la loi. « L'idée fixe, dit fort bien
« Régis, n'est en réalité autre chose qu'un délire rudi-
« mentaire, réduit à sa plus simple expression... Elle
« finit le plus souvent par s'étendre, s'organiser et,
« par suite, tourner au délire proprement dit. » D'une
idée fausse ou inexacte — mais non pas nécessairement
absurde — le malade tire des déductions fausses ou
inexactes. Ces déductions s'imposent à son esprit avec
une ténacité obsédante ; et, par une pente naturelle,
l'anxiété, qui caractérise toute obsession, finit par
transformer un trouble primitivement intellectuel en
un trouble émotif et rien qu'émotif.

« L'interprétation erronée de la loi ne compte plus.
Les douleurs mêmes de la première heure changent de
caractère. Comme elles ne résultent plus de la meur-
trissure des parties traumatisées (le blessé ayant depuis
longtemps cessé de souffrir), ce ne sont plus des sen-
sations ni, à plus forte raison, des hallucinations obsé-

dantes qu'il éprouve, ce sont maintenant des obses-
sions hallucinatoires, des « topoalgies » ou des « algies ».

« Sans doute, les circonstances de l'accident ne sont
pas oubliées, mais les algies (qui ne sont que des hallucinations cinesthésiques) n'ont qu'un rapport très indirect avec les douleurs primitives du trauma.

. . . .

« Aujourd'hui, les chirurgiens n'hésitent plus sur
les causes d'une incapacité qui, par exemple, à la
suite d'une fracture simple de la jambe ou de l'avant-
bras, se prolonge, s'éternise, s'exagère même de jour
en jour, de semaine en semaine, de mois en mois. Ils
diagnostiquent un état névropathique, considèrent
leur rôle comme terminé et adressent l'ex-blessé au
médecin. Un état névropathique, c'est vrai. Mais lequel ? Car il y en a plus d'un : et, à la rigueur, il se
peut que l'accidenté ne présente aucun signe ni d'hystérie, ni de neurasthénie, ni même de névrose traumatique. L'hystérie a ses stigmates, la neurasthénie a ses
symptômes et son évolution ; quant à la « névrose traumatique », si mal nommée, c'est un syndrôme persis-
tant de commotion cérébro-spinale, dont les manifestations somatiques laissent deviner une atteinte grave
ou sérieuse des centres nerveux. Dans la sinistrose,
rien de tel. Le sinistré (pourquoi pas le sinistrosé ?)
ne peut rien faire « parce qu'il est trop faible et parce
qu'il souffre ». Cependant, cette faiblesse ne l'empêche
que de travailler ; toutes les autres occupations lui sont
encore possibles, du moins au début.

« Quant aux douleurs, rien ne les explique ; leurs localisations surtout et leurs irradiations sont d'une fantaisie que l'anatomie du système nerveux n'avait guère prévue avant 1898.

« Ainsi l'algie, « hallucination représentative », d'abord concept sensitif assez vague, se perfectionne par l'auto-analyse, se dégrossit, se limite, se précise, et devient hyperesthésie localisée. Désormais, le malade a acquis la certitude qu'il est frappé d'incapacité. Il a fixé d'avance et s'est, en quelque sorte, infligé à lui-même les troubles que le traumatisme « devait » fatalement entraîner.

« Nous avons pris pour exemple la sinistrose survenue, non par le fait, mais à la suite des fractures simples du radius ou de la jambe, c'est-à-dire la sinistrose la plus commune, celle qui, depuis la loi de 1898, a quintuplé ou, pour le moins, quadruplé la durée des incapacités post-traumatiques. Mais, d'une façon générale, toutes les blessures se valent. Et pourtant, il en est quelques-unes dont un délire d'occasion peut tirer plus facilement parti. Une plaie de tête, une contusion superficielle du cuir chevelu doit — selon la pathologie de la victime — se compliquer de troubles cérébraux ; la logique l'exige. A plus forte raison, si l'accident a déterminé un évanouissement, les plus graves symptômes cérébraux doivent se produire. En effet, ils se produisent, et même trop souvent. Mais, dans la sinistrose, ce ne sont pas les symptômes habituels. La sinistrose n'en comporte guère que quatre : l'insomnie, un mal de tête syncipital plus ou moins pénible, des vertiges indéfinissables et exclusivement subjectifs, et l'irritabilité du caractère.

« Par contre, les phénomènes cérébraux proprement dits font toujours défaut : pas de myosis, pas de mydriase, pas de diplopie, pas de strabisme, pas de secousses fibrillaires, pas de tremblements, pas de crises épileptiformes, pas de convulsions ni de spasmes limités, pas de contracture, pas de clonus, pas de tachycardie, pas de bradycardie... attendu que tous ces phénomènes, « l'idée image » est toujours incapable de les réaliser, de les extérioriser. Ceux-là, les vrais symptômes cérébraux traduisent un état morbide trop spontané, trop indépendant, pour participer — sinon par un hasard exceptionnel — à un syndrome purement psychique.

« Peut-être plus encore que la nature de la blessure, la nature de l'accident fournit un prétexte à la sinistrose. Bien rarement la victime accepte qu'un grave accident puisse ne produire qu'un traumatisme léger. Un maçon tombe d'un quatrième étage ; c'est un grave accident. On le ramasse respirant encore et on le transporte à l'hôpital où il revient à lui. Par miracle, il n'a qu'une contusion de l'épaule ; c'est un bien léger traumatisme. Il réclame donc son exeat. Les jours suivants, il se sent encore endolori ; donc il doit avoir quelque chose, quelque lésion interne ; cette lésion va s'aggraver, l'incapacité s'ensuivra ; et déjà le médecin de l'assurance prévoit la reprise du travail pour la fin de la semaine ! Nous choisissons à dessein cet exemple arrivé et malheureusement trop rare, bien qu'un mé-

moire fameux ait été intitulé : *De l'innocuité des chu-
tes d'un lieu élevé.*

« Les circonstances qui favorisent l'apparition de la
sinistrose sont donc assez nombreuses et de nature variée. Mais faut-il invoquer et admettre l'influence d'un
de ces états antérieurs sur lesquels la jurisprudence
s'est prononcée ?

« Elle n'exige ni plus ni moins de prédispositions que
tous les troubles mentaux ou délires fortuits suscités
par un accident ou un incident quelconque, avec ou
sans traumatisme préalable. Au demeurant, peu importe, car cette prédisposition était inefficace et inoffensive avant la loi de 1898. Les mêmes blessures gué-
rissaient alors normalement, simplement, selon la
bonne vieille coutume des blessures sans garantie.
Qu'y a-t-il donc de changé maintenant dans l'effet du
traumatisme ? Rien, si ce n'est que la loi assure l'incapacité permanente et que, lorsque toute incapacité
d'ordre chirurgical disparaît, une nouvelle incapacité
apparaît, celle-là d'ordre médical. Or, il n'appartient
pas au médecin de déclarer qu'il y a lieu, ou non, de
prendre en considération une prédisposition restée inefficace et inoffensive jusqu'à la loi de 1898. C'est au juge
seul d'en décider ; l'expert n'est qu'un témoin, rien de
plus, et c'est aussi le juge qui apprécie la valeur de son
témoignage.

« Mais si, en telle matière, l'interprétation du rôle
de la prédisposition relève uniquement de la compétence du juge, le médecin, qui a vu poindre les premiers signes de la maladie et qui en a suivi l'évolution,

sait, au moins à l'égal du juge, que la sinistrose n'est pas toujours un produit de génération spontanée. Le médecin ne doit jamais dire : *Post hoc, ergo propter hoc* ; mais il peut affirmer que certaines influences d'une nature spéciale — et nullement traumatique — sont les véritables causes déterminantes de la sinistrose.

« Toute incapacité permanente vaut un titre de rente ; c'est la justice comme c'est la loi. Dès l'accident, au moment même où, tout à coup, l'avenir devient si sombre ou si incertain, le blessé se prépare à sauvegarder cette rente problématique, à la défendre contre l'assurance. Qui l'en blâmerait ? Il s'y prépare et on l'y prépare. M. le sénateur Chovet, dans son rapport du 17 novembre 1903, disait « que l'ouvrier a besoin d'être protégé contre son inexpérience des affaires litigieuses ; presque toujours, il est une proie trop facile pour les empiriques, pour les faméliques et les agents d'affaires de bas étage ». Les appréhensions de M. le sénateur Chovet ne sont pas complètement réalisées ; il ne manque certes pas de braves gens bien organisés, bien groupés pour porter secours aux victimes du travail. Mais il n'est que trop vrai que l'entrée en scène d'une bande d'aigrefins est devenue pour les blessés une funeste calamité. Ces soi-disant agents d'affaires sont des agents provocateurs de sinistrose. Ils s'entendent à cultiver l'idée fixe ; au besoin ils la font germer. Par les promesses les plus effrontées, ils s'emparent de la confiance de l'accidenté et lui imposent quelques médecins de leur libre choix, toujours les mêmes. Un certificat d'incurabilité définitive est bien vite rédigé. Ces médecins-là, encore plus méprisables que leurs pourvoyeurs, on les compte, on les connaît. Les agissements cyniques d'une demi-douzaine de « médecins marrons » ne réussiront pas à compromettre ce qu'il y a de dévouement, de conscience et de dignité, dans toute notre corporation médicale — eux mis à part. N'en parlons plus.

« Mais il faut bien aussi convenir que la sinistrose est parfois favorisée par le désaccord — plus apparent que réel — de deux médecins de bonne foi : celui du blessé et celui de l'assurance. Si leur collaboration simplement confraternelle était plus étroite, le blessé ne s'ingénierait pas à les opposer l'un à l'autre. Dans un état psychopathique quelconque, le grand remède est la confiance. Le blessé n'a qu'une demi-confiance en son médecin qu'il ne trouve jamais assez pessimiste, et naturellement il se méfie du médecin de l'assurance dont l'optimisme « vénal » le révolte ! Et cependant de l'optimisme de celui-ci et du pessimisme de celui-là se dégagerait l'opinion juste et de simple bon sens qui apporterait la meilleure et la plus prompte solution au procès et à la maladie. C'est au médecin de l'assurance et au médecin du blessé de donner l'exemple de l'esprit de conciliation. Au lieu de cela, il arrive quelquefois au médecin Tant-Pis de se faire avocat et de plaider ; il croit devoir majorer le taux de la réduction de capacité pour obtenir « quelque chose », « si peu que ce soit ». C'est peut-être aussi le médecin Tant-Mieux qui a pris les devants en faisant le calcul inverse. Si bien que deux conclusions par trop discordantes (entre lesquelles la victime n'hésite pas) sont soumises à l'expert.

« Expert... *Experientia fallax*. Mais certainement l'ex-

pert aussi peut se tromper ! Du moins l'expérience des
expertises lui a-t-elle appris que l'opinion d'un expert
mécontentera toujours un obsédé : cet obsédé est « mé-
connu, condamné injustement, ses droits lui paraissent
menacés, lésés, détruits. Il s'en prend d'abord au médecin, puis au juge, au Tribunal, aux Lois, à la Société,
à l'Etat ».

. . . .

« L'obsession de la sinistrose est, en effet, de celles
qui disparaissent le plus souvent avec la cause qui les
a fait naître. Le plus souvent, mais non pas toujours.
En effet, certaines conditions, principalement d'ordre
pathologique, l'entretiennent et la prolongent. D'abord,
il faut tenir compte de la réduction matérielle de capacité qui résulte soit d'un raccourcissement, soit d'une
cicatrice superficielle, soit d'une adhérence ou d'une
bride profondes. D'autres fois — et alors, très fréquemment — quelques symptômes ou quelques stigmates
persistants de neurasthénie et d'hystérie s'ajoutent au
syndrome purement psychique de la sinistrose et l'am-
plifient. En pareil cas, le diagnostic est toujours délicat. Mais l'étude des commémoratifs permet de reconnaître que l'idée fixe d'où procède la sinistrose est venue
après coup, que c'est une idée parasite et que le traumatisme ne l'a pas par lui-même imposée à l'esprit avec
une force inéluctable.

« Ce n'est guère que chez les sujets âgés que la sinistrose peut devenir grave. Passé la soixantaine, l'ouvrier
n'est plus en état de reprendre, après des mois ou des
années de chômage, l'habitude du labeur quotidien.

Comment espérer que sa bonne volonté, depuis si longtemps paralysée, redeviendra sensible à des encourage-
ments ? Peut-être même sera-t-il indifférent à l'issue
favorable de son procès ? La hantise du mal « sans remède » lui a rendu trop pénible la difficulté de vivre,
trop angoissante la misère. Qui sait si le désespoir ne
va pas mettre le comble au désordre mental ?

« Liersch, à qui nous venons d'emprunter un pas-
sage, a parfaitement exposé l'évolution du syndrome
que nous avons baptisé sinistrose. Malheureusement il
a attribué à deux choses tout à fait distinctes — la simulation consciente et l'exagération inconsciente — un
même nom, celui d'aggravomanie. Or, il n'y a, entre
la simulation et l'exagération inconsciente (aggravomanie honnête ou sinistrose), aucun rapport, à l'exception du rôle étiologique que peut jouer l'entraîneur. En
outre, il nous semble que Liersch n'accorde pas une
valeur suffisante aux phénomènes émotifs, sensitifs, cé-
nesthésiques qui succèdent à la période de méditation.
Et si, par hasard le malade « devient aliéné », Liersch
ajoute : « Il n'y a plus alors d'intention mauvaise ; le
mobile n'est plus le besoin, le souci, l'anxiété ». Liersch
a donc fort bien distingué les deux périodes ; certainement, le mobile n'est plus le besoin, le souci, l'anxiété,
et nous nous sommes efforcé de le démontrer. Mais jamais ni le besoin, ni le souci, ni l'anxiété n'ont im-
pliqué une intention mauvaise. Voilà un nouvel incon-
vénient du mot aggravomanie.

« Nous terminerons donc comme nous avons com-
mencé.

« La prolongation exceptionnelle de l'incapacité ouvrière, constatée par tous les chirurgiens à la suite des
accidents du travail, tient à un état psychopathologi-
que spécial qui est la sinistrose, et qui ne peut être
confondu ni avec l'exagération ni avec la simulation
conscientes (Brissaud). »

Le médecin peut-il avoir quelque influence sur la
guérison de ces névroses et d'une telle psychose ? Et
son rôle d'expert peut-il se borner à constater des faits
sans essayer d'apporter quelque remède à ces maux ?
Il serait certainement difficile d'empêcher dans le milieu ouvrier la propagation d'idées erronées ; il est
trop de gens intéressés à les répandre, et de peu de
vertu. Windscheid a donné des conclusions catégori-
ques : « La névrose par accident dépend de l'indemnité. Sans la rente il n'y a pas de névrose par accident. »
Il prend la peine de spécifier qu'il faut mettre à part
les « cas graves », autrement dit ceux qui rentrent
dans le cadre de la névrose d'Oppenheim. Il signale le
danger qui résulte de l'attribution d'une indemnité
trop élevée, privant le blessé de son seul moyen de
guérison, qui est la reprise du travail. Il déplore que
cette première évaluation soit faite trop souvent par
des médecins insuffisamment instruits sur les troubles nerveux post-traumatiques. Il faut se garder
de croire que tout médecin ait pour devoir, —
dans l'intérêt de son client, — d'évaluer à un chiffre
élevé d'indemnisation le taux de l'incapacité. « En
agissant ainsi, dit Fr. Windscheid, il ne fait que forti-

fier dans l'esprit du malade l'idée de la gravité de son
état. »

De même Tamburini et Forli critiquent sévèrement
les certificats prématurés d'incurabilité ou de curabi-
lité à date fixe, auxquels la suite des faits vient si souvent donner de formels démentis. Mais lorsque l'état
névropathique s'est confirmé ou, comme on dit en
France, lorsque la consolidation est définitive, quel est
le meilleur mode d'indemnisation ?

D'accord avec l'universalité des médecins au cou-
rant de la question, Tamburini et Forli déclarent que,
« habituellement, la cessation du procès a une influence
bienfaisante sur le cours de la maladie ». Mais cette
action prophylactique ou curative ne peut être exercée
par le médecin que d'accord avec le juge ; et le juge
n'est pas toujours maître de la durée du procès.

Pour Ollive et Le Meignen, l'accident étant « un
prétexte au développement des désordres nerveux »,
« le règlement définitif, pour cette catégorie d'accidentés, est à souhaiter aussi prompt que posible, non
seulement pour la satisfaction qu'il apporte au blessé,
pour l'absence de préoccupation qu'il lui procure,
mais aussi parce qu'il l'incite à la reprise du travail. »

G. Lumbroso est plus précis encore. Le meilleur
mode d'indemnisation, « c'est l'indemnité en capital,
en une seule fois, dans le plus bref délai possible, et
ne donnant pas droit à la revision ». Mais il faudrait
admettre que l'expert ne se trompe jamais.

Œttinger est plus réservé dans ses conclusions
« Lorsque, dit-il, après peu de temps, l'état du blessé

ne présente aucune modification, fixer rapidement l'indemnité, considérer l'incapacité comme permanente,
mais entraînant un faible taux de réduction de capacité (de 5 à 10 ou 15 pour cent) ; telles sont les règles qui, aujourd'hui, tendent à prévaloir. » Enfin,
c'est ainsi que jugent aujourd'hui les tribunaux de la
Seine, grâce aux efforts de médecins et de légistes
aussi avisés qu'instruits.

Sans doute, le blessé se retrouvera en état de reprendre rapidement le travail s'il s'agit d'hystérie ou d'hystéro-neurasthénie légère ; mais dans les cas de névrose
d'Oppenheim, le médecin a d'autres mesures à prendre. « La meilleure, dit Cesare Biondi, consiste à favoriser la reprise graduelle du travail, c'est-à-dire une reprise proportionnée aux forces du malade. » Mais où
et comment le malade reprendra-t-il l'habitude du travail ? En somme, la reprise progressive du travail est
un prolongement du traitement ; et le traitement des
troubles nerveux post-traumatiques ne doit jamais
être, sinon tenté, du moins poursuivi dans le milieu
familial. « Actuellement, dit le professeur Vulpius
(d'Heidelberg), c'est le médecin praticien qui est presque toujours le premier médecin traitant. Mais il est
indiqué de faire appel à un expert pour décider si le
traitement peut être appliqué dans le milieu familial
ou s'il ne conviendrait pas plutôt de soigner le blessé
dans une maison de santé. »

Le professeur Vulpius estime que c'est, non pas dans
les hôpitaux publics, ni dans les maisons de santé pri-
vées, mais dans des hôpitaux spéciaux, qu'on obtient

les résultats à la fois les meilleurs, les plus rapides et
les plus économiques. La nécessité s'impose de fonder
des instituts spéciaux où « les méthodes aptes, soit à
mettre la fraude en pleine lumière, soit à objectiver les
symptômes subjectifs » pourront être appliquées, et où
l'on pourra faire une observation prolongée de l'accidenté.

Le travail est un devoir social comme le service militaire. La sinistrose du professeur Brissaud porte une
rude atteinte à ce devoir. Et comme elle découle de l'accident du travail, elle doit être prise en considération
dans le règlement de cet accident. D'abord il conviendrait, comme disent MM. A. Marie et R. Decante, d'essayer de « prévenir l'accident lui-même et d'en atténuer les conséquences immédiates ». Cette sinistrose,
on pourrait la prévenir souvent, et le médecin, par de
bonnes paroles, pourrait entraîner, soumettre l'esprit
de l'accidenté à un exercice dérivatif de cette idée fixe
que l'entourage se plaît à développer si facilement, si
innocemment même. Il pourrait même conduire à la
conciliation la victime et l'assureur. Et ce serait là, pen-
sons-nous, le meilleur rôle du médecin. Ce rôle du médecin, surtout du médecin-expert, est donc un rôle social de la plus grande importance. Aussi doit-il s'effor-
cer d'exercer toujours sa profession avec art, science et
conscience. Cette proposition résume notre travail ;
aussi la présentons-nous comme conclusion de notre
thèse.

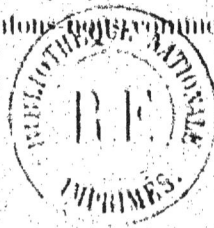

BIBLIOGRAPHIE

Brissaud. — La « Sinistrose » (in *Concours médical*, 16 février 1908, p. 110).

Les troubles nerveux post-traumatiques au 2ᵉ Congrès international de médecine des accidents du travail, Rome, mai 1909 (in *Presse Médicale*, 24 juillet 1909).

Luigi Bernacchi. — Deux cas de simulation dolosive dans la pratique des accidents du travail, présentés au Congrès international médical des accidents du travail, Rome, mai 1909 (in *Annales d'Hygiène publique et de Médecine légale*, 1909, p. 328).

J. Borquet. — Le Médecin et la nouvelle loi sur les accidents (in *Ann. d'H. P. et de M. L.*, 1909, 3ᵉ série, t. 13, p. 289 et suiv.).

G. Brouardel. — Les accidents du travail, *Guide du Médecin*, 1908.

Les accidents du travail, la victime, le responsable (in *Annales d'H. P. et de M. L.*, 1903, p. 5-14).

Accidents du travail, de l'évaluation des infirmités permanentes (in *Annales d'H. P. et de M. L.*, 1902, t. 47 p. 520).

Les charges de la loi sur les accidents du travail (in *Annales d'H. P. et de M. L.*, 1908, p. 349-350).

L'Application de la loi sur les accidents du travail (in *Ann. d'H. P. et de M. L.*, 1908, 4° série, p. 5-14).

P. BROUARDEL. — *La profession médicale au commencement du XX° siècle*, 1903.

Traité de médecine légale. L'expertise.

Influence de l'état de santé antérieur sur l'évolution des accidents du travail (*Annales d'H. P. et de M. L.*, 1906, p. 6-29).

P. CHAVIGNY. — Diagnostic des maladies simulées dans les accidents du travail et devant les conseils de revision et de réforme de l'armée et de la marine, 1906.

M. CHOPINET. — La situation matérielle du médecin et les lois nouvelles, 1907.

CONSTAN. — Simulation dans les accidents du travail. Th. de Montpellier, 1901.

G.-L. DÉNORDES. — Le médecin et la loi sur les accidents du travail, 1908.

A. DUCHAUFFOUR. — Les accidents du travail. Manuel de conciliation, 1907.

De la « consolidation » des lésions résultant

d'accidents du travail (in *Annales d'H. P. et de M. L.*, 1903, p. 97-107).

DESORCHES. — Loi du 9 avril 1898 sur les accidents du travail, projet d'évaluation de diminution de valeur ouvrière. (*Annales d'H. P. et de M. L.*, 1902, t. 18, p. 227).

DURAND. — De l'hystérie traumatique au point de vue médico-légal. Th. de Montpellier, 1903-04, n° 15.

E. FORGUE ET E. JEANBRAU. — *Guide du médecin dans les accidents du travail* 1909-1910.

JAMAIN. — La loi sur les accidents du travail. Th. de Paris, 1902.

KAUFMANN (de Zürich). — Les accidents du travail : abus et névroses de l'assurance (in *l'Aide Sociale*, du 31 janvier 1910).

Léon IMBERT. — Accidents du travail : sur la question de l'état antérieur. (*Presse Médicale*, 30 juillet 1910).

L. GALLEZ. — La simulation des traumatismes et leurs conséquences, 1909.

GRASSET. — L'évaluation de l'incapacité professionnelle par névrose traumatique dans les accidents du travail, 1908.

GUYOT. — La question des maladies professionnelles. Th. de Paris, 1907.

LUCAS-CHAMPIONNIÈRE. — La loi sur les accidents du travail (*Gazette des Hôpitaux*, 9 décembre 1902).

MAGNIN. — Etat psychique des accidentés, l'hystérie de rente. Th. de Paris, 1906-1907.

A. MARIE ET R. DECANTE. — Les accidents du travail, 1909.

MARCLAIRE. — Les certificats chirurgicaux pour les accidents du travail (in Ann. d'H. P. et de M. L., t. 49 p. 398).

MAUSSIRE. — Alcool et traumatisme. Th. de Paris, 1901.

G. MORACHE. — L'expertise et le choix des experts (in Ann. d'H. P. et de M. L., 1907, p. 317).

OLLIVE ET LE MEIGNEN. — Accidents du travail, Médecine légale et Jurisprudence, 1904.

E.H. PERREAU. — Eléments de Jurisprudence médicale à l'usage des médecins, 1908, p. 376 et suiv.
Essai sur les caractères juridiques de la profession médicale en France. (Ann. d'H. P. et de M. L., 1905, p. 38-51).

E.-H. PERREAU ET E. JEANBRAU. — Le secret médical dans les expertises et dans les certificats pour accidents du travail. (Presse Médicale, 17 avril 1909).

A. RAYBAUD. — A propos des accidents du travail. L'aggravation volontaire des blessures. (Ann. d'H. P. et de M. L., 1903, t. 49, p. 365).

P. BRILLE. — L'Alcoolisme et la loi sur les accidents du travail. (Ann. d'H. P. et de M. L., 1902, p. 529).

P. Rigerie. — La Médecine légale des accidents du travail au XX° Congrès de chirurgie. (*Ann. d'H. P. et de M. L.*, 1908, p. 5-74).

L. Roques. — La médecine des accidents et les hôpitaux des corporations industrielles en Allemagne. (*Ann. d'H. P. et de M. L.*, 1901, p. 63 et suiv.).

Ch. Rémy. — Cours de chirurgie et de médecine légale sur les accidents du travail. Paris, 1903.

Sachet. — Traité théorique et pratique de la législation sur les accidents du travail, 1906, 4° édition.

R. Sand. — La simulation et l'interprétation des accidents du travail, 1907.

Vibert. — Accidents du travail, 1906.
Précis de médecine légale.

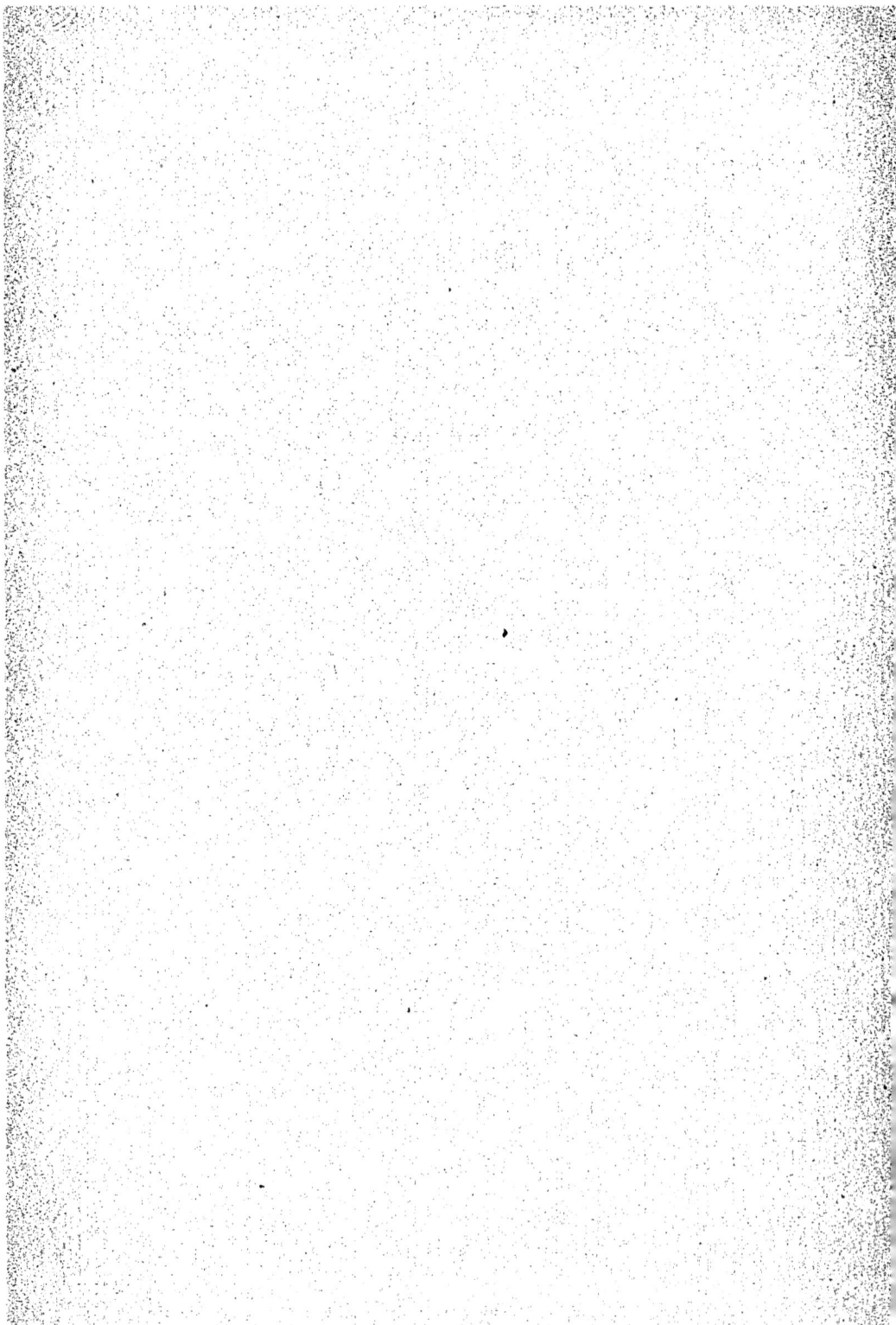

TOULOUSE

Ch. DIRION, Libraire-Editeur

22, rue de Metz et rue des Marchands, 33

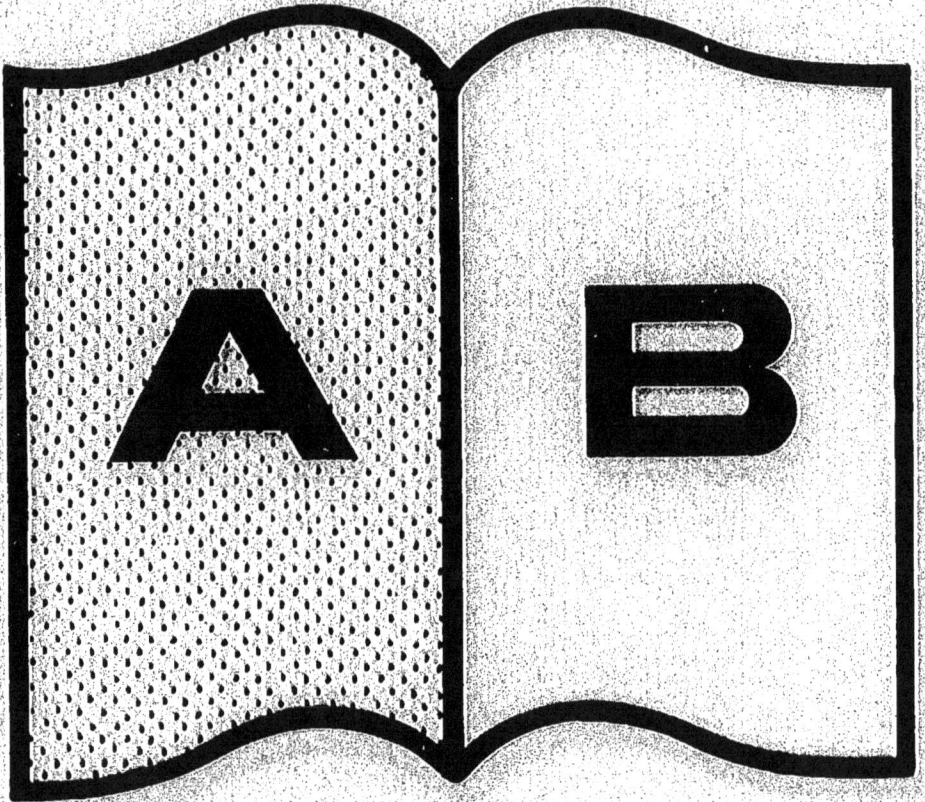

Contraste insuffisant

NF Z 43-120-14

www.ingramcontent.com/pod-product-compliance
Lightning Source LLC
Chambersburg PA
CBHW071257200326
41521CB00009B/1809